APERÇU

DES AVANTAGES DE LA VACCINE,

ET DE QUELQUES PRÉCAUTIONS A PRENDRE POUR SON INOCULATION ;

TROISIÈME ÉDITION,

Augmentée des signes caractéristiques qui distinguent la vraie vaccine de la fausse, et empêchent de la confondre avec la petite vérole et la variole volante ;

Par J.-G. REY, Docteur en Médecine de Paris, Accoucheur, ancien Chirurgien militaire, ex-Médecin de l'Hôpital de Châtillon-lès-Dombes, ex-correspondant du même canton pour les épidémies et la vaccine, Membre de la Société d'Agriculture et d'Émulation du département de l'Ain, etc.

Variola periculosa ; variolatio mitior ; vaccinatio tutissima. La variole est funeste ; son inoculation en diminue les dangers ; la vaccine en met tout à fait à l'abri.

A ROUEN,

DE L'IMPRIMERIE DE F^s. MARIE, RUE DES CARMES, N°. 36.

1821.

INTRODUCTION.

Avant d'exposer les avantages que la découverte de l'illustre Jenner (1) a sur l'inoculation de la petite vérole, et spécialement sur cette dernière maladie contractée naturellement, il importe de détruire un préjugé populaire qui s'oppose plus qu'on ne pense à la propagation de la vaccine.

J'entends très-souvent dire : *Nous apportons en naissant le germe de la petite vérole ; c'est une gourme qu'il faut jeter, et que rien ne peut remplacer. D'ailleurs, mon enfant est rempli d'humeurs, et la petite vérole le purgera.* Il est facile de répondre à cette objection, et le public se convaincra de son peu de fondement, lorsqu'il saura que la variole n'a pas tou-

-----

(1) Ce médecin ayant observé à l'ouest de l'Angleterre, dans la paroisse de Berkley, au comté de Glocester, que certains individus, employés dans les laiteries, étaient inhabiles à contracter la variole, reconnut que c'étaient ceux qui avaient eu le *cowpox* ou vaccine. Il conçut dès-lors l'idée d'inoculer le virus vaccin aux personnes qui n'avaient pas été atteintes de la petite vérole. Les nombreuses expériences qu'il fit furent couronnées par le succès : les médecins de Londres les répétèrent, et, obtenant le même résultat, s'empressèrent d'abandonner l'inoculation de la variole pour y substituer celle de la vaccine.

C'est à M. de Larochefoucault-Liancourt, pair, etc., que la France est redevable des premiers essais sur la vaccine ; ce véritable ami des hommes a fondé à Paris un hôpital pour la vaccination, dans le but de perpétuer le virus vaccin.

jours existé dans nos contrées ; qu'elle a été apportée en Europe par les Maures au commencement du 8e. siècle ; que les Juifs, les Grecs et les Romains ne la connaissaient pas (1). Certes, si la petite vérole eût été *un germe inné*, toutes les nations du monde l'auraient eue et l'auraient transmise à leurs descendans de pères en fils depuis le premier homme (2); nous n'apportons donc pas ce *germe* en naissant, nous le recevons par contact comme toute maladie contagieuse : cela est si vrai, que s'il était possible d'anéantir partout, en un instant donné, tous les objets imprégnés de ce funeste virus, nous en serions à jamais délivrés, et nous n'aurions pas besoin de la bienfaisante vaccine.

Quant à la *vertu purgative* attribuée si gratuitement à la petite vérole, il suffit de jeter les yeux sur les individus qui ont été couverts de pustules varioliques, pour se convaincre que, loin de les avoir *purgés*, la variole leur a laissé souvent des dépôts éternels, et qu'ils sont tout aussi sujets aux maux innombrables qui affligent l'espèce humaine, que ceux qui n'ont eu

----

(1) *Histoire analytique de la Variole*, par J. Juglar, D. M.

On n'est pas d'accord sur l'époque précise de l'apparition de la petite vérole en Europe : *Sauvages* dit qu'on croit que cette maladie fut transportée d'Asie en Europe au temps des Croisades (à la fin du 11e. siècle), et qu'elle a passé d'Europe en Amérique lors de la conquête du Pérou par Fernand Cortès.

(2) Il est certain que la petite vérole a été long-temps inconnue en Europe ; on sait aussi qu'il y a encore aujourd'hui quelques peuplades de Sauvages qui en sont exemptes, et qu'il existe un petit nombre d'îles dont les habitans ont su s'en préserver (*J. Juglar*).

que quelques boutons. Chacun pense d'ailleurs que deux ou trois pustules de la petite vérole, avec un peu de fièvre, remplissent le but de la nature et garantissent d'une nouvelle atteinte (1), pourquoi ne pas avouer aussi qu'un pareil nombre de pustules vaccinales, également accompagnées d'une fièvre légère, agissent de la même manière pour remplacer la *gourme* et détruire le prétendu *germe ?...*

Au reste, entra-t-il jamais dans la pensée d'un seul homme de bon sens qu'il fût nécessaire, pour se bien porter, d'avoir une fièvre putride (adynamique) ou la peste (fièvre adénonerveuse), maladie affreuse qui nous vient d'Orient ? Et si les Gouvernemens européens cessaient de prendre des précautions pour garantir leurs peuples de ce cruel fléau, dont les progrès rapides sont si terribles, qui serait assez insensé de soutenir qu'il faut s'abandonner à la nature, et que la peste *purifie* ceux qu'elle ne moissonne pas ?...

---

(1) *Febris utut minima persæpè, nullisque aut vix ullis pustulis judicata, tamen vindicat à morbo* (Stoll). Il arrive souvent qu'une légère fièvre variolique, terminée par très-peu ou point de pustules, garantit cependant de la petite vérole.

§. I.

AVANTAGES DE LA VACCINE.

—

Des essais en tout genre, pour constater que la vaccine possède réellement un effet préservatif de la petite vérole, ayant été faits par une foule d'habiles médecins, je ne reviendrai pas sur ce qu'ils ont écrit à ce sujet. Je me bornerai à retracer succinctement les avantages qu'a la vaccine sur la variole, et à rappeler les ravages de celle-ci qui, pour être plus rares de nos jours, n'en sont pas moins effrayans (1).

Lorsqu'en France, pendant une expérience de près d'un quart de siècle, sur plusieurs millions de vaccinés, on n'a pu recueillir que quelques cas de mort pendant, ou peu après la marche et la terminaison de la vaccine, et lorsque surtout les observations faites à cet égard prouvent que la mort a été occasionnée par une autre maladie, ne sommes-nous pas en droit de conclure que : *La vaccine est une affection très-bénigne, et qu'elle n'est jamais mortelle par elle-même* (2)?

---

(1) *Variolæ morbus infestus instar pestis* (Stoll). La petite vérole est aussi meurtrière que la peste.

(2) Rapports du comité central de vaccine de Paris, 1808, 1809 et 1812, par M. Husson, docteur en médecine, secrétaire du comité, médecin de l'Hôtel-Dieu, etc. On lui

Sur cent varioleux, il en meurt année commune (1) , de dix à douze ; et, lorsque la petite vérole est épidémique, il en périt au moins un tiers, ce qui, chaque année, porte à plusieurs milliers le nombre des morts enlevés par cette maladie (2).

Les boutons de vaccine étant à la disposition du médecin qui les développe où il veut et en petit nombre, quel avantage n'en résulte-t-il pas pour la beauté (3), tandis que la variole couvre souvent la plus jolie figure des traits les plus hideux de la laideur ?.....

Les suites fréquentes de la petite vérole sont : ou une ophtalmie rebelle, ou la cécité, ou la surdité, ou la rétraction de quelque membre, etc. ; et quelquefois tous ces maux ensemble : le

---

doit une excellente dissertation sur une nouvelle doctrine des tempéramens, et des recherches historiques et médicales sur la vaccine.

(1) Cours d'Hygiène, par M. Hallé, professeur à la Faculté de médecine de Paris, etc.
Il est démontré qu'en combinant les ravages des épidémies mauvaises et des bénignes, cette maladie tue la septième partie de ceux qu'elle attaque (TISSOT).

(2) La variole est si dangereuse, que le nombre des morts s'élève annuellement en France, dans son étendue actuelle (an X—1802), à environ neuf cent mille ; ainsi cette maladie enlève, année moyenne, soixante-quatre mille deux cent quatre-vingt-cinq individus ; ce qui fait le quatorzième de la somme totale des décès, hors le temps des épidémies (JUGLAR).

(3) Lorsqu'il survient une éruption vaccinale ailleurs qu'où l'insertion a eu lieu, elle est si peu de chose que ce cas rare ne détruit point ce que j'ai avancé.

vaccinateur, choisissant le temps favorable pour la saison, l'état de santé (1) et l'âge du vacciné (2), très-rarement une maladie grave vient-elle compliquer la vaccine, tandis que des fièvres d'un mauvais caractère accompagnent si souvent la variole, qui ne choisit ni ses victimes (3), ni le temps pour les frapper. qu'on voit des personnes non variolées succomber à la contagion d'une épidémie de fièvre maligne que la petite vérole a développée (4).

Personne ne peut plus contester les inappréciables avantages de la vaccine, et les nombreux

---

(1) Il n'est pas de praticien qui n'ait fait l'observation que lorsque la variole attaquait un sujet scrophuleux, il était beaucoup plus malade * ; que presque toujours les glandes du cou venaient en suppuration, et que les ulcères fistuleux qui en résultaient, toujours très-difficiles à guérir, devenaient le plus souvent incurables.

* Un traducteur italien de Cullen, dit à cet égard : *Il signor Bosquillon raccontà di aver veduto alcuni casi, ne' quali il vajuolo derivato dal contagio è stato funesto in alcuni fanciulli scrofolosi.*

(2) Les adultes sont plus exposés à mourir de la petite vérole que les enfans, parce que, chez les premiers, la maladie se complique fréquemment de fièvre cérébrale : *Adultiores ætate nisi rectè tractentur in variolis, sæpè moriuntur phrænetici* (BAGLIVI).

(3) Mme. P... a eu, à l'âge de soixante-dix ans, une petite vérole confluente, compliquée de fièvre putride-maligne, à laquelle elle eût succombé sans les soins que lui a prodigués le docteur Delorme fils, médecin à Belleville (Rhône). Cet exemple, qui est loin d'être l'unique, prouve que la petite vérole n'épargne presque personne, et que, comme l'a dit la Condamine : *Il n'y a d'exempts que ceux qui ne vivent pas assez de temps pour l'attendre.*

(4) *Febribus aliis, maximè popularibus, facillimè jungitur, et ex hoc consortio sæpè solo periculum intentat* (Stoll).

et trop funestes inconvéniens de la variole ; mais si la perte d'un ami , d'un parent, d'un enfant , d'un époux n'était pas assez puissante pour engager les hommes à préserver du plus grand des maux ce qu'ils ont de plus cher , je parlerai un instant à leur intérêt personnel : qu'un seul individu n'ait même qu'une petite vérole discrète et bénigne , il sera alité quelques jours et ne pourra rien faire ; eh ! que de soins, d'inquiétudes et de dépenses , si la variole est confluente ou compliquée d'une fièvre putride , et sur-tout si quatre ou cinq enfans sont malades presqu'en même temps dans la même maison ! Deux mois suffiront à peine pour leur traitement, et encore chaque convalescent ne pourra-t-il reprendre ses occupations que long-temps après sa guérison (1).

Enfin , si un père ou une mère de famille périt victime de son imprévoyance ou de son obstination à refuser la vaccine , que de regrets de la part du survivant : que de frais et d'embarras pour une succession , et souvent que d'infortunés orphelins réduits à la misère (2) !...

---

(1) J'ai vacciné plus de quinze cents personnes, et, dans ce nombre, jamais un seul domestique n'a interrompu ses travaux pendant la vaccine.

(2) Au mois de mars 1811, un homme âgé de vingt-quatre ans, et en avril 1816, un autre âgé de trente-deux ans, sont morts de la petite vérole. Mariés tous les deux, ils ont laissé leur veuve avec plusieurs enfans ; le premier était de Sandrans, le second de Bereins (arrondissement de Trévoux, département de l'Ain).

§. II.

PRÉCAUTIONS A PRENDRE.

La fièvre et le malaise que produit le virus vaccin dans l'économie animale sont si légers, et l'opération par laquelle on l'inocule est si simple, qu'on pourrait ne point considérer l'affection qu'il détermine comme une maladie, et abandonner en quelque sorte les vaccinés aux seuls soins de la nature ; mais mon expérience (1) et celle du comité central m'ayant convaincu qu'il était quelquefois nécessaire de prendre certaines précautions, je vais, pour l'instruction des personnes qui voudraient vacciner elles-mêmes, les examiner sous les rapports suivans : 1°. *Préparation* ; 2°. *Opération* ; 3°. *Éruption* ; 4°. *Dessication*.

1°. *Préparation.* On peut vacciner dès la naissance jusqu'à l'âge le plus avancé (2) ; mais quand on n'a point d'épidémie de petite vérole

---

(1) Il y a bientôt dix-huit ans que je pratique la vaccination, tant dans le département de l'Ain que dans celui de l'Isère, aux environs de Grenoble, ma patrie.

(2) J'ai vacciné un enfant le lendemain de sa naissance, et trois femmes âgées de 34, 36 et 50 ans, dont le frère était mort à 36 ans de la petite vérole, peu de temps avant la découverte de la vaccine.

A l'hospice du comité de Paris on soumet à la vaccination presque tous les enfans dès les premières heures de la à redouter, on peut attendre au troisième mois de l'âge : à cette période de la vie l'absorption est plus active (1) ; on a par conséquent plus d'espoir de réussir.

Lorsque la peau est très-sèche, quelques bains chauds la disposent à absorber le virus.

L'état de santé languissant ne contr'indique point la vaccination, de même que la présence d'une maladie, telle que croûtes laiteuses, teigne, gale, ophtalmie, engorgement des glandes du cou, paralysie, coqueluche, obstructions mésentériques, fièvre quarte, etc. (2).

---

naissance. Plusieurs médecins ont vacciné des septuagénaires et une femme de quatre-vingt-un ans : chez tous, la vaccine a été très-régulière (Rap. 1806, 1807).

(1) Beaucoup de faits relatifs, surtout aux contagions, paraissent prouver que l'état de faiblesse est favorable à l'absorption cutanée. Les enfans et les femmes absorbent plus facilement que les hommes forts et vigoureux (Bichat, *Anat. Génér.*) Ce médecin célèbre, auteur de plusieurs ouvrages d'anatomie et de physiologie, remplis d'idées neuves et de découvertes précieuses qui font époque en médecine, naquit à Thoirette, alors département de l'Ain, aujourd'hui du Jura. Le pays dont il est originaire, le comptera toujours au nombre des plus grands hommes qu'il a produits, et dont il peut le plus se glorifier.

La science, dont il a reculé les bornes, regrette les belles espérances que ses premiers ouvrages faisaient si justement concevoir, et que la briéveté de sa vie ne lui a pas permis de réaliser.

Je m'estime heureux d'avoir été son disciple.

(2) Le rapport du comité de Paris (1812) cite plusieurs cas d'amélioration de la santé et de guérison de la plupart de ces maladies par la vaccine ; et, dans le cas où la cure n'a pas eu lieu, loin d'être nuisible, la vaccination a procuré un soulagement marqué.

La dentition n'est point un obstacle à la vaccine ; il est toutefois prudent d'attendre que ce travail soit terminé.

Le printemps est la saison la plus favorable pour vacciner ; néanmoins il n'y a pas d'inconvénient à le faire dans tous les temps, surtout quand la petite vérole règne, car alors c'est le seul moyen de prévenir ses cruelles atteintes.

Donnez - moi du bon virus, d'un enfant bien sain, tel est le langage que nous tiennent souvent beaucoup de personnes : on fera bien de choisir de préférence le virus d'un enfant bien constitué ; mais que les mères de famille (car c'est particulièrement à elles que je m'adresse) se rassurent sur la qualité du virus vaccin: *Il est toujours bon, et conserve son caractère essentiel, spécifique, et ne donne que la vaccine, fut-il pris sur un enfant atteint d'une maladie même contagieuse* (1).

Le virus doit être recueilli du septième au dixième jour, ou dès que les aréoles (cercles) inflammatoire et pustulaire sont bien prononcées ; cependant il a conservé quelquefois sa faculté reproductrice, quoique pris presque sec ou à l'état de suppuration.

Les croûtes vaccinales peuvent aussi reproduire la vaccine.

____

(1) Des sujets dartreux, galeux, teigneux, vénériens, scrophuleux, ont également fourni à quelques praticiens de la matière vaccinale dont l'inoculation a produit son effet ordinaire, sans donner la moindre marque de la maladie dont les enfans étaient attaqués (Rap. 1808, 1809).

2°. *Opération*. Si la peau est aride, et que l'on n'ait pas employé les bains, on frottera la partie que l'on veut inoculer.

On peut se servir indifféremment d'une lancette, d'une aiguille, d'une épingle, d'un canif, etc. (1)

Il faut, autant qu'on le peut, piquer en incisant et dirigeant l'instrument de haut en bas, tenant d'une main la peau un peu tendue; d'un doigt de la même main on essuie la lancette en la retirant, et appuyant un peu ce doigt sur la peau, on force pour ainsi dire le virus d'entrer dans la piqûre.

La partie supérieure et externe des bras est l'endroit qui convient le mieux pour y insérer le virus. Il est des enfans indociles qu'on ne peut aborder; dans ce cas, la personne qui les amène au vaccinateur leur couvre les yeux, et on les vaccine à la cuisse.

Deux ou trois piqûres à chaque bras sont plus que suffisantes, une seule pustule développée étant préservatrice; mais si l'on vaccine pour tenter la cure d'une autre maladie, on

______

(1) Non loin de Grenoble, un cordonnier a vacciné ses quatre enfans avec une alène; et à Marlieux (Ain), un homme s'est servi d'un canif, et une femme d'une épingle : la réussite a été complète.

Dans les pays où, de temps immémorial, la vaccine existe au pis des vaches, les personnes qui les traient contractent souvent cette maladie par les doigts, s'ils y ont une écorchure, lorsqu'ils n'ont été ni variolés ni vaccinés.

multiplie les boutons, ou bien on entretient long-temps la suppuration d'un petit nombre (1).

Souvent on est obligé de recommencer plusieurs fois l'opération ; ce qui ne doit point décourager, parce qu'en négligeant de vacciner de nouveau, on s'expose à voir survenir la petite vérole au moment où l'on s'y attend le moins (2).

Pour conserver du virus (tout le monde ne sachant pas l'introduire dans des tubes capillaires), on applique deux petits carrés de verre l'un après l'autre sur la goutte d'une pustule qui a été piquée en plusieurs points de sa circonférence ; on les réunit, ayant soin de mettre

---

(1) Il est d'observation que ces effets salutaires ont été dûs à la grande quantité de boutons vaccins développés, ou à une suppuration longue et abondante du peu de boutons développés, ou à ces deux causes réunies (Rap. 1813, 1814).

(2) On s'abuse sur la non absorption du virus vaccin, si l'on pense que c'est une preuve que le sujet vacciné plusieurs fois sans succès est à l'abri de la variole ; j'ai vacciné jusqu'à six fois : on a des exemples de réussite à la vingt et unième insertion.

Bichat observe que les absorptions cutanées portent un caractère d'irrégularité remarquable ; que sous la même influence apparente, tantôt elles ont lieu, et tantôt elles manquent. C'est ainsi que le plus souvent on n'absorbe rien dans le bain, qu'on laisse ou qu'on gagne les contagions, que la vaccine prend ou ne prend pas ; que l'inoculation variolique est aussi souvent incertaine, etc. Nous ne nous en étonnons pas. Il faut un degré déterminé de sensibilité dans la peau pour l'absorption de telle ou telle substance : au-dessus ou au-dessous de ce degré, les absorbans repoussent cette substance (Anat. génér.).

auparavant un peu de cire de bougie ou de cierge à chaque angle pour les tenir éloignés l'un de l'autre (1) d'environ une demi-ligne (un millimètre); ensuite on enduit le tour avec de la cire fondue.

Si l'on veut employer les croûtes vaccinales qu'on aura conservées dans une boîte, on les expose à la vapeur de l'eau bouillante, on les triture en les humectant jusqu'à ce qu'elles aient une consistance oléagineuse, et on se sert de cette liqueur; ou l'on met la poudre vaccinale sur la peau dépouillée de son épiderme (2), et on l'assujettit avec un taffetas gommé que l'on enlève quatre jours après.

Il est une autre manière d'avoir du vaccin à sa disposition : elle consiste à en imprégner du fil de coton, que l'on a soin de mettre à l'abri de l'impression de l'air, de la lumière, etc. Dans ce cas là, on emploie le vésicatoire ou l'incision-piqûre; on place sur la plaie un ou deux fils de la longueur d'environ trois lignes, par-dessus le taffetas. Ce procédé est le moins sûr.

----

(1) Par ce moyen j'ai conservé du virus à l'état liquide pendant deux ou trois jours, ce qui m'a dispensé d'y mettre une goutte d'eau, ou de l'exposer à la vapeur de l'eau bouillante, procédés nécessaires pour le délayer quand il est sec.

(2) Pour produire cet effet, on applique un petit vésicatoire, moyen que l'on peut aussi essayer (dans quelque état que soit le virus dont on se sert) lorsqu'on a vacciné plusieurs fois sans succès avec la méthode par incision ou piqûre.

3°. *Éruption.* Il est inutile de prescrire un régime particulier aux vaccinés ; on leur recommandera seulement d'éviter le froid et l'humidité.

S'il survient quelqu'accident pendant l'éruption, on réclame les conseils d'un médecin, qui y remédie, s'il le juge convenable.

Un vésicatoire à la nuque, entre les épaules, ou au bras, devient quelquefois indispensable dans le cas d'une oppression un peu forte.

Il arrive souvent, lorsque la petite vérole règne épidémique, que le sujet vacciné en est atteint en même temps que de la vaccine : alors les deux affections suivent leur marche régulière. Des observations multipliées m'ont démontré que, dans cette circonstance, la variole était ordinairement bénigne.

4°. *Dessiccation.* Après que l'éruption est terminée, et lorsque la dessiccation a eu lieu, si le vacciné est bien portant, il n'est pas nécessaire de le médicamenter ; quant aux accidens qui pourraient se manifester à cette époque, on se conduira comme il est dit ci-dessus.

§. III.

SIGNES CARACTÉRISTIQUES.

Il ne suffit point d'avoir présenté les avantages qu'a la vaccine sur la petite vérole, les inconvéniens de celle-ci, et d'avoir indiqué sommairement quelques précautions à prendre pour son inoculation, il importe encore d'en tracer les caractères et la marche, afin de la reconnaître et d'établir les différences entr'elle et la fausse vaccine, entre la petite vérole et la variolette.

VACCINE VRAIE.

Ce n'est en général que du troisième au cinquième jour que l'on commence à apercevoir aux piqûres une petite rougeur et un peu d'élévation qui vont en augmentant jusqu'au sixième jour; le septième, l'accroissement plus prononcé présente un petit bouton de couleur argentée, avec une dépression ou enfoncement au milieu; ce bouton contient une matière liquide autour de laquelle est un petit cercle rouge. Le huitième jour, la base du bouton devient tendue; l'aréole s'étend, et est souvent accompagnée de gonflement : les glandes des aisselles sont par fois engorgées; quelquefois aussi une fièvre légère survient, et le bouton contient plus de matière.

Cet état augmente le neuvième et le dixième

jour; le onzième, la rougeur diminue; le dou-
zième, la dépression commence à noircir; le
bouton, ensuite d'un gris jaunâtre, contient
alors une matière semblable à du pus. Au trei-
zième jour, la pustule se dessèche et se change
en une croûte dure, brune, puis noirâtre, et
qui tombe du vingtième au vingt-cinquième
jour (1).

Telle est la marche ordinaire de la vaccine
vraie, la seule qui préserve de la petite vérole.

FAUSSE VACCINE.

Dans la fausse vaccine, le lendemain ou dès
le jour même de l'inoculation commence le travail : il est accompagné de démangeaison ; il se
forme aux piqûres une légère dureté qui s'ap-
platit en s'étendant, et qui est recouverte d'une
rougeur pâle et vergetée ; le bouton de forme
irrégulière qui se développe du deuxième au
sixième jour, ne ressemble point à la pustule
vaccinale; il s'élève en pointe et paraît contenir
une matière jaunâtre qui prend, en séchant,
l'aspect de la gomme.

Il est impossible, d'après ces deux tableaux,
de confondre les affections qu'ils représentent.
L'observation a prouvé que, dans les cas où
l'on a prétendu que des enfans vaccinés avaient
malgré cela contracté la petite vérole, c'est que
la vaccine ne s'était pas développée, ou que la
vaccination avait été suivie d'une fausse vaccine.

----

(1) Instruction sur la Vaccine, Comité central de Paris.

PETITE VÉROLE.

Cette maladie, toujours fâcheuse, quelque bénigne qu'elle soit, s'annonce, lorsqu'elle est seulement discrète, par des horripilations vagues, suivies de la fréquence du pouls, d'une chaleur vive, de lassitudes spontanées, de douleurs à la tête (céphalalgie), à l'épigastre, au dos et aux lombes, de nausées (envies de vomir), d'une disposition singulière à la sueur, surtout dans l'âge adulte, et d'un état d'assoupissement dans l'enfance, quelquefois même de convulsions (1).

A cette période de l'*invasion* succède celle de l'*éruption*, qui a lieu ordinairement vers la fin du troisième ou du quatrième jour : d'abord, petits points rouges autour des lèvres, qui s'étendent au menton, à la face, aux bras et au reste du corps ; alors les symptômes fébriles cessent pour se renouveler à l'époque de la *suppuration* qui commence le septième jour, à dater de l'éruption. Les intervalles des pustules rougissent, s'élèvent en produisant une douleur aiguë ; les pustules de la face, qui étaient rouges, blanchissent en même temps qu'un cercle rose les environne. La sérosité qu'elles contiennent s'épaissit, prend une teinte jaunâtre, et devient une matière purulente, la peau

---

(1) Nosographie philosophique. M. Pinel, observateur judicieux et profond, est, parmi les médecins modernes, celui qui a le plus contribué à faire revivre la saine doctrine d'Hippocrate ; il est auteur d'ouvrages qui transmettront son nom dans les temps les plus reculés.

de tout le corps se tuméfie, ce qui quelquefois est porté à un tel degré aux paupières, que les malades ne peuvent voir la lumière ; mais cet état n'est suivi d'aucun accident.

Au bout de trois jours, la suppuration est remplacée par la *dessication* ; c'est alors que les symptômes fébriles cessent ainsi que la tuméfaction de la face. Les pustules qui avaient paru les premières tombent en croûtes, et la maladie se termine vers le quatorzième jour. Il succède aux pustules de la face des écailles furfuracées, qui exhalent une odeur particulière et désagréable, et qui laissent dans la peau des impressions plus ou moins profondes, et des rougeurs plus ou moins apparentes.

Lorsque la variole est *confluente*, tous les symptômes sont plus intenses, et les périodes suivent une marche irrégulière et désordonnée ; elles se confondent, et la maladie qui ne se termine quelquefois qu'au vingt-cinquième jour, est souvent accompagnée de délire, d'ophtalmie, de point gangreneux, de fièvre putride-maligne, et autres affections plus ou moins dangereuses qui, non-seulement mettent toujours le malade aux portes du tombeau, mais l'y précipitent dans le plus grand nombre des cas.

VARIOLETTE.

La petite vérole volante, comparée à la variole, mérite à peine le nom de maladie, car elle n'est accompagnée de presqu'aucune fièvre ; c'est une éruption critique de petites pustules, d'abord rouges, ensuite transparentes, remplies de sérosité et éparses sur toute la peau, à peu près de la grandeur d'une lentille, dont les unes sèchent tandis que les autres grossissent, et qui disparaissent et se dessèchent dans trois ou quatre jours, sans laisser aucun creux sur la peau, et sans avoir causé presqu'aucune incommodité.

Ne serait-ce point cette dernière affection que quelques médecins très-recommandables auraient prise pour une petite vérole contractée deux fois par le même individu ?

CONCLUSION.

MAINTENANT je ne pense pas que le lecteur attentif et qui sera de bonne foi puisse repousser l'opinion qu'ont tous les hommes instruits, toutes les sociétés médicales, tous les gouvernemens enfin, que *la vaccine est un préservatif certain de la petite vérole ; que c'est une maladie très-bénigne et qui n'est jamais mortelle par elle-même.*

Je ne crois pas aussi qu'il soit nécessaire de recommander à MM. les Maires la nouvelle inoculation ; ils connaissent toute l'étendue de leurs devoirs, et ne manquent jamais de faire part à leurs administrés des moyens nombreux

que le Gouvernement (1) et MM. les Préfets ne
cessent de mettre en usage pour répandre les
bienfaits de la vaccine.

Quant à MM. les Curés, ils sont en général
partisans et propagateurs de cette précieuse découverte, et tout ce qu'on pourrait dire en sa
faveur n'augmenterait point la sollicitude af-
fectueuse qu'ils signalent tous les jours pour le
bonheur de leurs paroissiens; mais au très-petit
nombre qui croirait ne pas devoir s'occuper
d'une chose que quelques-uns d'entr'eux regar-
dent comme *profane*, j'adresserai ces paroles
du docteur Richerand (2) : « Ministres actuels
» de la religion, la Sorbonne a décidé que : *Ce*
» *qui pouvait être utile aux hommes ne pou-*
» *vait offenser Dieu ;* enseignez au peuple,
» du haut de la chaire de vérité, une des vé-
» rités les plus utiles à sa conservation. Les
» médecins, en travaillant à extirper une des
» maladies les plus redoutables, s'efforcent de
» borner l'étendue de leur domaine, hélas !
» trop vaste; réunissez vos efforts à ces tenta-
» tives généreuses; imitez un gouvernement
» qui emploie au même but les moyens puis-

---

(1) Le gouvernement donne chaque année plusieurs
médailles en or, cent en argent, et trois grands prix : le
premier est de 3,000 fr., le second de 2,000 fr., et le troisième de 1,000 francs pour les vaccinateurs qui se sont
le plus distingués.

(2) Des erreurs populaires relatives à la médecine, p. 125.
M. Richerand, professeur à la Faculté de médecine de
Paris, est auteur de plusieurs ouvrages distingués : il est
né dans le département de l'Ain.

» sans dont il dispose : ce but sera atteint, et
» vóus aurez bien mérité de l'humanité. »

La tâche que je me suis imposée, en entreprenant cet opuscule, est bien loin d'être remplie; mais si le public indulgent daigne ne faire attention qu'au zèle qui m'animait en esquissant ce tableau, et si mes efforts peuvent arracher quelques victimes à la petite vérole, je croirai avoir fait un peu de bien, et je dirai avec un auteur :

Ut jussit natura, meis si debita solvi,
Quis justi observans facta aut dicta increpet ultrò!